Exposé de la Situation

en Egypte

du Service de Santé en 1825

et des différentes phases qu'il a subies jusqu'en 1857

par Clot-Bey.

[illegible]

[illegible]

[illegible]

[illegible]

Exposé de la Situation en Egypte
du Service de Santé en 1825
et des différentes phases qu'il a subies jusqu'en 1857.
par Clot Bey.

Lorsque je fus appelé en Egypte en 1825, pour organiser
un service médical, une force militaire imposante était sur pied;
tant dans l'intérieur du pays que dans le Sennâr, le Cordofan,
le Bedjas, l'île de Candie et la Morée ; cette armée, appuyée
d'une escadre importante, donnait un effectif de près de Deux
cent mille hommes .

Ces troupes étaient soumises à la discipline européenne et
organisées d'après les réglements français quant au maniement
des armes et à la manœuvre. Mais la partie administrative, si
avancée en France et indispensable pour subvenir aux besoins
des armées dont elle assure la conservation et favorise le succès,
avait été entièrement négligée ; point d'intendance et rien qui y
suppléât. Il en avait été de même du service médical, composé
de quelques médecins européens, placés dans les corps, sans
chefs, sans direction . Tout était donc à créer .

Mon premier soin fut de former un conseil de santé, chargé de la direction générale du service, et, de concert avec ses membres, je m'occupai de l'organisation médicale.

Il fallut constituer un corps de médecins et de pharmaciens dirigés par des règlements, ayant une hiérarchie. Nous appliquâmes les règlements français, en ce qu'ils avaient de compatible avec l'administration générale; mais je crus que, dans une organisation nouvelle, je pouvais apporter quelques modifications à ces règlements, d'autant plus que déjà plusieurs changements avaient été signalés comme des améliorations. Ainsi:

1° La chirurgie fut réunie à la médecine, et il n'y eut plus que deux classes au lieu de trois: les médecins et les pharmaciens;

2° A l'exception du Caire et d'Alexandrie, les corps de troupes ne trouvant pas, en Égypte comme en Europe, des villes où existent des hôpitaux militaires ou civils pour y envoyer leurs malades, il devint nécessaire d'établir des hôpitaux régimentaires. Dans les cantonnements de l'intérieur, les bataillons ou les régiments furent donc munis d'un personnel et d'un matériel en rapport avec le nombre supposé des malades;

3° On régla les grades et le traitement des deux professions de médecin et de pharmacien, afin d'entretenir une constante émulation dans le corps médical, en offrant aux officiers de santé un avancement progressif comme récompense du zèle et de la capacité.

Le personnel médical des corps se composa: d'un médecin

aide-major par bataillon ; d'un médecin-major de première classe et d'un pharmacien aide-major par régiment.

Le régiment de Cavalerie équivalant à un bataillon d'Infanterie eut un médecin-major de deuxième classe et un pharmacien sous-aide.

4° L'assimilation aux grades militaires a été exactement suivie, pour la solde, les indemnités, les rations, le traitement de retraite, les honneurs militaires, etc., etc. Je me suis, en cela, conformé à un usage généralement adopté en Orient et en Russie ; pays où la hiérarchie civile correspond à la hiérarchie militaire ;

5° Dans le principe, deux hôpitaux sédentaires seulement furent établis : l'un à Abou-Zabel où se trouvait le camp d'instruction, réunissant une grande partie des troupes ; l'autre à Alexandrie pour les malades de la garnison et ceux de la marine. Le service de ces hôpitaux fut établi d'après les règlements français au point de vue médical ;

6° La partie administrative, représentée en France par le corps de l'Intendance, n'existait pas en Egypte, comme je l'ai dit plus haut, lorsque je fus appelé à l'organisation du service médical. La difficulté était grande, car, d'une part, les médecins doivent se borner à l'exercice de leur art et ne point s'occuper d'administration, et cependant l'un ne peut fonctionner sans l'autre : je fus donc obligé de créer une administration spéciale.

Ainsi un bureau central des hôpitaux fut établi au ministère de la guerre. Le chef, sous l'autorité du ministre, représentait un intendant et avait, sous sa juridiction, le personnel, le matériel de tout-genre, la comptabilité et le contrôle général des hôpitaux et des ambulances régimentaires.

Ainsi encore, chaque hôpital avait son officier comptable, des adjoints, des écrivains et des infirmiers; chaque ambulance régimentaire, un officier d'administration, des écrivains et des infirmiers.

Quant au matériel, je l'appropriai pour les qualités, les quantités et la forme, aux besoins les plus urgents.

À ce système se rattachaient les magasins centraux, une pharmacie et un laboratoire centraux et un bureau de révision des comptes pharmaceutiques.

Chaque bataillon fut pourvu de deux caisses d'ambulance, l'un contenant les médicaments et l'autre les instruments de chirurgie, les ustensiles, le linge, les appareils à pansements. L'approvisionnement fut fixé en raison du nombre approximatif des malades et calculé pour six mois.

Cette organisation était de la plus grande simplicité, et, sous ce rapport, se trouvait en harmonie avec l'administration générale. Bien qu'imparfaite, elle suffit, sous Mohammed-Ali, aux besoins d'une armée de Deux Cent mille hommes presque constamment en campagne dans des contrées éloignées comme le Sennâr, l'Arabie, la Syrie.

L'administration médicale ne fut d'abord appliquée qu'à l'armée, et Mohammed-Aly ne songea que quelques années plus tard à donner des secours à la population.

Cependant le nombre des médecins était insuffisant. Je proposai d'établir un enseignement médical pour former des sujets nationaux. Ma proposition fut acceptée; et bientôt cette école fournir des médecins et des pharmaciens aux différents services.

Des bureaux de consultations gratuites furent aussi établis dans les villes du Caire et d'Alexandrie ; l'autorisation fut donnée de recevoir des malades civils dans les hôpitaux militaires ; des médecins et des pharmaciens furent placés dans le chef-lieu de chaque province où de petits hôpitaux civils furent aussi fondés ; enfin on attacha même plus tard un médecin à chaque district. Ses fonctions consistaient à surveiller l'hygiène publique, à pratiquer la vaccination et à donner des secours aux malades.

Une École d'accouchement et une Maternité furent installées au Caire pour former des élèves sages-femmes, destinées à remplacer les ignorantes matrones du pays et à traiter en même temps les maladies des femmes et des enfants.

Il fallut donner une organisation à ce personnel médical entretenu aux frais du trésor public. Je crus ne pouvoir mieux faire que de suivre, pour le service civil, le même système qui avait présidé à l'installation du service militaire. Les mêmes grades et toutes les autres dispositions furent donc appliqués au personnel médical et au personnel administratif. En un mot, les règlements du service militaire furent adoptés et le matériel réglé d'une manière uniforme.

De nombreux avantages résultèrent de ce système ; et d'abord la simplicité et l'économie.

Ainsi, les officiers de l'armée, de la marine et du service civil ne formèrent qu'un seul corps soumis à la même discipline, recevant le même traitement, ayant la même hiérarchie et les mêmes droits à la retraite ; ce qui avait l'avantage de pouvoir faire passer les officiers de santé d'un service à l'autre selon le besoin.

Le Conseil général de santé eut la direction des deux services ; le même formulaire, fut suivi, le personnel et le matériel furent réglés de la même manière.

Tel était l'état du service médical sous le gouvernement de Mohammed-Aly. L'effet presque immédiat de cette organisation fut la cessation de la mortalité dans l'armée. Bientôt, l'état sanitaire s'améliorant de jour en jour, les maladies qui décimaient les corps de troupes devinrent moins intenses et plus rares. Naguère des affections meurtrières frappaient les habitants des provinces dépourvues entièrement d'officiers de santé.

Des causes nombreuses d'insalubrité aggravaient encore cet état déplorable : plus de soixante mille enfants succombaient annuellement à la petite vérole. Le service médical des provinces, celui des médecins nationaux, la prescription rigoureuse des règles de l'hygiène, l'établissement de la vaccination dans la vallée du Nil tout entière, amenèrent en peu de temps une situation meilleure et produisirent, en un quart de siècle, un accroissement de plus d'un tiers de la population.

Mohammed-Aly mourut ; son fils Ibrahim l'avait précédé au tombeau.

Le gouvernement de l'Égypte passa entre les mains d'Abbas-Pacha. Il ne m'appartient pas de tracer le portrait de ce prince : aujourd'hui l'inexorable histoire l'a jugé par ses propres actes. Je dois cependant rapporter ici quels furent ceux de ses actes qui atteignirent les institutions médicales que j'avais fondées.

Abbas-Pacha mit un acharnement systématique à détruire l'œuvre de son grand'père et surtout à effacer jusqu'aux dernières traces de ce qui pouvait rappeler les travaux des français. Aussi le service médical, les Écoles de médecine et d'accouchement, etc., ne furent point épargnées ; toutes les branches de cette administration furent mutilées. Mais un fait remarquable, c'est l'impuissance où se se trouvèrent mes successeurs de dénaturer mon œuvre de vingt-cinq années ou de transformer les institutions qui existaient.

Je ne dirai plus qu'un mot sur cette triste période. En présence de la destruction de tout ce qui avait fait la gloire de Mohammed-Aly, j'eus la consolation de voir le Docteur Ranzi, professeur à l'Université de Florence, le dernier de ceux qui furent appelés à me succéder sous Abbas-Pacha, avec toute la loyauté qui le caractérisait, me rendre hautement justice. Cet éminent professeur déclara qu'aucun système ne saurait remplacer celui qui avait été consacré par vingt-cinq années d'épreuves et de succès. Cette opinion, il la transmit par écrit à Abbas-Pacha, à Saïd-Pacha son successeur, et à moi-même dans une lettre que je puis exhiber au besoin.

A l'avènement du fils de Mohammed-Aly, après un séjour en France de cinq années, j'éprouvais le besoin de revoir l'Égypte. Son Altesse elle même, désireuse de continuer l'œuvre de son auguste père, fit appel, dès mon arrivée, à ma vieille expérience. Mon dévouement pour le fils de mon illustre protecteur, le désir si naturel de voir revivre les institutions que l'on a fondées et aussi l'affection que j'ai vouée à l'Égypte, ma seconde patrie, me déterminèrent à renoncer au repos et à accepter la tâche aussi pénible que difficile de réorganiser le service médical civil et militaire et de reconstituer l'École de médecine. Je me mis aussitôt à ce travail, reprenant en sous-œuvre chaque branche du service, modifiant, d'après les circonstances nouvelles, les règlements anciens. La réduction opérée dans l'armée et dans la marine depuis Mohammed-Aly devait nécessairement restreindre mon cadre ; il fallait surtout s'attacher à développer, à étendre l'administration médicale des provinces.

Ce travail général de réorganisation me parait avoir pour l'Égypte une importance telle, que j'ai cru devoir en faire le sujet d'une publication spéciale embrassant les règlements des divers services.

Épuisé par l'accomplissement de cette mission laborieuse, je me vis enfin obligé de résigner mes fonctions à cause du dépérissement de ma santé.

Rentré en France depuis 1858, je ne forme plus qu'un vœu, c'est de voir se continuer et s'améliorer l'œuvre qui a rempli toute mon existence, qui a produit tant de bien ; car les institutions médicales ont fait faire un pas immense à la civilisation de l'Égypte. La grande nation dont l'heureuse influence a si admirablement secondé la régénération de ce beau pays, qui lui a prêté un concours si puissant, ne peut qu'attacher un vif intérêt à l'existence de ces institutions, puisqu'après avoir toujours été autant de foyers du progrès scientifique, elles sont, dans l'avenir, pour la vallée du Nil, les gages les plus certains de civilisation et de progrès.

104

T146